L'OEIL ARTIFICIEL

DU

DOCTEUR E. LANDOLT

DIRECTEUR ADJOINT DU LABORATOIRE D'OPHTHALMOLOGIE A LA SORBONNE.

PARIS

OCTAVE DOIN, ÉDITEUR

8, PLACE DE L'ODÉON

—

1878

L'ŒIL ARTIFICIEL

DU

Dʳ E. LANDOLT

Directeur-adjoint du laboratoire d'ophthalmologie à la Sorbonne.

On sait qu'en 1851 M. Listing a substitué, pour des considérations d'optique physiologique, à son œil *schématique* un *œil réduit*. L'œil réduit de Listing a la même longueur que l'œil réel, mais le système dioptrique, si compliqué de ce dernier, y est remplacé par une seule surface sphérique qui sépare l'air de l'intérieur de l'œil, supposé rempli d'un liquide, dont l'indice de réfraction est égal à celui de l'humeur aqueuse, ou du corps vitré. De cette façon, les calculs d'optique physiologique se trouvent considérablement simplifiés.

M. Donders simplifia encore davantage les calculs en arrondissant les chiffres de l'œil réduit de Listing, en substituant notamment au rayon de courbure de 5,1248 mm. un rayon de 5 mm., et à l'indice de réfraction de $\frac{103}{77}$ celui de $\frac{4}{3}$.

Nous nous sommes basé dans la construction de notre œil artificiel sur l'œil réduit de Donders. Notre œil artificiel se compose essentiellement d'une cornée sphérique, excessivement mince, à surfaces parallèles, et ayant 5 millimètres de rayon de courbure. Il est rempli d'eau, dont l'indice de réfraction est $= \frac{4}{3}$.

La rétine est représentée par un verre dépoli, sur lequel les images rétiniennes viennent se peindre avec des dimensions presque identiques à celles qu'elles ont sur la rétine de l'œil vivant (1).

La grandeur des images peut être directement appréciée à l'aide d'un petit disque de verre sur lequel sont gravées des lignes

---

(1) Suivant les dernières recherches de M. Hirschberg, il faut multiplier seulement par 1,1 la grandeur des images rétiniennes de l'œil réduit pour obtenir exactement la grandeur des images rétiniennes de l'œil réel.

parallèles distantes d'un *demi-millimètre*. Ce verre gradué vient s'appliquer directement contre la face dépoli de la rétine artificielle. Il est enchassé dans un tube cylindrique, armé d'une loupe qu'on éloigne ou rapproche à volonté de la plaque graduée.

Il va sans dire que chaque observateur, avant de se servir de la loupe, doit l'adapter à sa vue, à l'aide de l'allongement dont elle est susceptible. La loupe sera mise au point pour l'observateur dès que celui-ci verra nettement la division.

A l'état d'emmétropie l'œil a une longueur de 20 millimètres, du sommet de la cornée jusqu'à la rétine. Dans ce cas, la surface externe de la rétine correspond au point 0 d'une petite règle horizontale, fixée derrière l'œil. En serrant la vis, on raccourcit l'œil et on lui imprime ainsi une *hypermétropie axile* d'un degré d'autant plus élevé, que la rétine se trouve plus rapprochée de la cornée. Au contraire, en imprimant à la vis un mouvement en sens opposé, et en amenant la rétine au-delà du point 0, on produit une *myopie axile*.

Notre œil artificiel peut, à l'aide de ce mécanisme, être allongé ou raccourci de 3 millimètres, ce qui donne une hypermétropie et une myopie de 10 dioptries (ancien environ $\frac{1}{4}$).

Tous les degrés d'amétropie compris entre l'emmétropie et une hypermétropie ou une myopie de 10 dioptries, peuvent donc être produits, et la division indique chaque fois la différence de longueur qui existe entre l'œil emmétrope et l'œil amétrope du degré donné.

Une tige horizontale, qu'on adapte en avant de l'œil, est divisée en millimètres à partir *du point nodal de l'œil*. Le point nodal coïncide, pour l'œil réduit, avec le *centre de courbure de la cornée*, qui est situé à 5 millimètres derrière la surface antérieure de cette dernière. La tige porte deux cadres mobiles, destinés à recevoir des verres correcteurs, des objets types, des verres dépolis, ou des diaphragmes à ouvertures sténopéiques, etc.

De même que dans l'œil réel, l'*accommodation* se produit dans notre œil artificiel par une augmentation de courbure de la surface réfringente. A cet effet, on applique sur la cornée un ménisque, dont la surface antérieure a 4,4 mm. de rayon de courbure et qui, en remplaçant la surface de 5 millimètres, adapte l'œil emmétrope à une distance de 120 millimètres en avant de son point nodal.

Un petit dessin qu'on applique sur la rétine, ou le V gravé

dans la division du fond de l'œil, servent d'objet dans l'examen ophthalmoscopique.

Notre œil artificiel permet donc de contrôler l'influence des différences de longueur de l'œil sur son état de réfraction ; sur la netteté et la grandeur des images rétiniennes d'objets éloignés ou rapprochés, pour lesquels l'œil peut être adapté, soit par son état de réfraction, soit par l'accommodation, soit par des verres correcteurs, placés à différentes distances, soit par d'autres instruments d'optique, voire même par un trou sténopéique. Il sert ainsi à étudier l'influence de ces différents moyens d'adaptation, notamment celle des verres de lunettes, sur l'acuité visuelle.

Il peut servir également bien à l'ophthalmoscopie, à la détermination objective de la réfraction, à l'étude des images ophthalmoscopiques, à la mesure de la grandeur de l'image ophthalmoscopique renversée, et à la détermination du grossissement de l'image droite.

Outre cela, l'œil artificiel se prête encore à un nombre illimité d'expériences, notamment au contrôle des différents optomètres et des méthodes optométriques, etc.

Pour voir le fonctionnement de notre œil artificiel, faisons avec lui quelques expériences :

Nous le rendons d'abord *emmétrope* (la rétine se trouve au point O). L'œil doit donc voir nettement à distance. En effet, les objets éloignés forment sur la rétine artificielle des images renversées très-nettes, comme dans l'œil réel. Dirigeons l'œil vers l'échelle typographique, placée à une distance de 5 mètres, qui nous sert à la détermination de l'acuité visuelle, et nous distinguerons parfaitement, à l'aide de la loupe, les caractères qui se peignent sur la rétine de l'œil artificiel.

Prenons maintenant un objet de 50 centimètres de longueur ; faisons traverser, par exemple, le tableau des lettres types par un ruban noir qui soit séparé du bord de 50 centimètres, et nous verrons que l'image couvrira, sur la rétine, 3 espaces de la division. Cette image rétinienne a donc un diamètre de 1,5 mm. puisque 1 division $= 0,5$ millimètres (1).

Notre œil emmétrope voit donc bien au loin, mais il ne verra pas de près. Plaçons un petit objet, quelques lignes d'imprimés

(1) En effet : soit A l'objet ; β l'image rétinienne ; *k* le point nodal ;

par exemple, dans un des cadres de la tige, et mettons-le au point 120 de la division, dans de bonnes conditions d'éclairage. L'image rétinienne de cet objet sera diffuse. Pour voir à cette courte distance il faut que l'œil fasse un effort d'accommodation ; qu'il s'adapte pour elle à l'aide de verres convexes ; qu'il regarde à travers un trou sténopéique ; ou bien enfin, qu'il devienne myope à un degré tel, que son *punctum remotum* se trouve à l'endroit de l'objet.

Pour produire l'*accommodation,* nous avons le ménisque qui adapte l'œil à la distance de 120 mm. En effet, cette augmentation de courbure suffira pour rendre l'image rétinienne parfaitement nette. Si nous choisissons un objet qui ait 15,3 millimètres de diamètre son image en aura 2 millimètres.

Enlevons maintenant le ménisque et adaptons l'œil à l'aide d'un verre convexe. Quelle est la lentille positive qui adapte l'œil emmétrope à une distance de 120 millimètres en avant de son point nodal ? — Cela dépend de l'endroit où nous la plaçons. En effet, l'œil emmétrope étant adapté à l'infini (rayons parallèles), il faut que le verre interposé rende parallèles les rayons qui proviennent de l'objet rapproché. Pour cela l'objet doit se trouver nécessairement au foyer même du verre correcteur. Donc, plus le verre convexe sera rapproché de l'objet, plus sa distance focale devra être courte, plus il sera fort.

Plaçons le verre correcteur à 5 centimètres de l'objet (à 120 — 50 = 70 mm. du point 0 de la tige), il devra avoir 5 centimètres de distance focale. C'est le numéro 20 D. Cette len-

$kA = g'$ la distance du point nodal à l'objet ; $k\beta = g''$ celle du point nodal à la rétine. Nous aurons : $\dfrac{\beta}{g''} = \dfrac{A}{g'}$. Donc $\beta = \dfrac{g''.A}{g'}$.

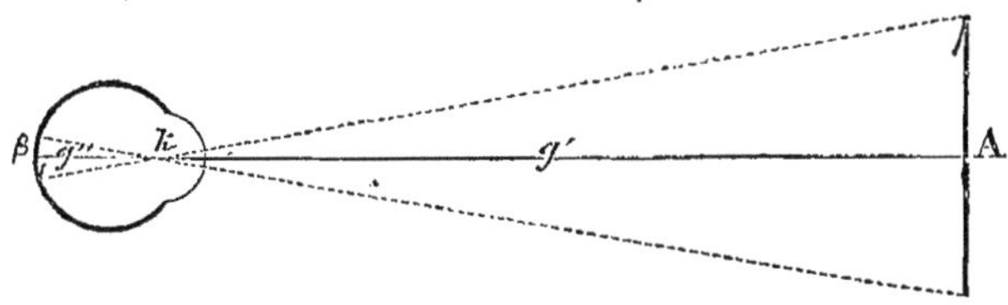

Or, A = 500 mm. ; g' = 5 000 mm. ; g'' = 20 — 5 = 15 mm., d'où $\beta = \dfrac{15.500}{5\,000} = 1,5$ mm., comme nous l'avons trouvé.

tille, dans les conditions mentionnées, donnera en effet à l'œil une image rétinienne nette, qui sera beaucoup plus grande que l'image obtenue par l'œil à l'aide de son accommodation. En effet, notre objet de 15 millimètres forme sur la rétine une image de plus de 4 millimètres de diamètre.

Plaçons le verre convexe à 20 millimètres en avant du point nodal de l'œil (1), et la lentille correctrice devra avoir $120 - 20 = 100$ millimètres de distance focale. C'est le numéro 10 D. L'œil est de nouveau adapté pour cette distance, mais l'image rétinienne de notre objet aura seulement 2, 3 millimètres de diamètre (2).

(1) Le point, situé à 20 mm. en avant du point nodal ou à 15 mm. en avant de la cornée de l'œil réduit, a une signification particulière en optique. C'est le FOYER ANTÉRIEUR de l'œil qui, pour l'œil réel, se trouve à 13 millimètres environ en avant de la cornée.

(2) C'est à cette distance qu'on place habituellement les verres de lunettes, qui servent en pratique pour déterminer le degré de l'amétropie. Dans notre exemple nous dirions donc : l'œil a une myopie de 10 D. Notre œil artificiel nous sert ainsi à déterminer l'influence de l'allongement (ou du raccourcissement) de l'axe de l'œil sur le degré de l'amétropie.

En effet, Donders a donné une formule, bien connue, pour calculer la différence, n, entre la longueur de l'œil emmétrope et celle de l'œil amétrope. Cette formule est :

$$n = \frac{300}{F};$$

où 300 est un nombre constant de mm., F la distance focale du verre correcteur placé dans le foyer antérieur de l'œil amétrope. Dans notre exemple, F est $= 100$ mm.; nous avons donc :

$$n = \frac{300}{100} = 3 \text{ mm.}$$

En effet, nous avons allongé l'œil artificiel de 3 mm. pour produire la myopie de 10 D. En le raccourcissant de 3 mm. nous produirons une hypermétropie corrigée par $+ 10$ D, placé dans le foyer antérieur.

Je profite de cette occasion pour adapter la formule de Donders au système des dioptries : appelons d le nombre de dioptries d'une amétropie; n, comme ci-dessus, le nombre de millimètres dont un œil amétrope est plus long ou plus court que l'œil emmétrope, et nous obtenons :

$$n = \frac{3d}{10} \text{ ou } d = \frac{10n}{3}.$$

Dans notre exemple d est $= 10$ D, donc :

$$n = \frac{3 \cdot 10}{10} = 3 \text{ mm.}$$

Soit $d = 1$, n devient 0,3 mm. C'est-à-dire que, pour un allongement

Prenons enfin un verre que nous appliquerons sur la cornée même. Il lui faut $120-5=115$ millimètres de distance focale. Ce serait le numéro 8,69 D, auquel correspond à peu de chose près le numéro 4 1/2 de nos anciennes boîtes. Prenons le numéro 9 D; l'image rétinienne sera nette et aura 2 millimètres de diamètre, comme dans le cas de l'œil adapté par l'accommodation.

Imprimons maintenant à l'œil une *myopie* telle que son punctum remotum se trouve à 120 millimètres en avant de son point nodal. En allongeant l'œil, on verra que, conformément à notre formule, cela arrive quand la rétine se trouve à 3 millimètres au-delà du point 0. L'image rétinienne sera nette et aura 2, 3 millimètres de diamètre.

Nous avons établi par nos expériences plusieurs faits importants :

1° L'image rétinienne, que reçoit l'œil à l'aide de son accommodation, est toujours plus petite que celle qu'il reçoit, sans accommodation, à l'aide d'un verre convexe, à moins que le verre convexe ne se trouve réuni avec l'œil même ;

2° Plus le verre convexe est éloigné de l'œil, plus l'image rétinienne est grande ;

3° Un œil myope axile, qui regarde des objets, placés à la distance de son punctum remotum, reçoit de ces objets des images rétiniennes plus grandes que n'en reçoit l'œil emmétrope à l'aide de son accommodation. En effet, ces images rétiniennes ont la même grandeur que celles perçues par l'emmétrope qui regarde à travers un verre convexe, placé dans son foyer antérieur.

Donc, un emmétrope qui veut se rendre compte de la vision d'un myope axile de 6 D, par exemple, n'a qu'à placer des objets types à 18 centimètres en avant de sa cornée (distance du punctum remotum de ce myope) et les regarder à travers le verre convexe 6, placé à 13 millimètres en avant de sa cornée. Il verra beaucoup plus grand que sans le secours du verre convexe. Ce fait nous

de l'œil de 0,3 mm., l'amétropie augmente d'*une* D ; que pour un raccourcissement égal, elle diminue d'*une* D.

Ou, si nous avons une amétropie d'un degré quelconque, nous n'avons qu'à multiplier par 0,3 le nombre de dioptries qu'elle représente pour obtenir l'allongement ou le raccourcissement correspondant de l'œil.

Nous pouvons vérifier facilement l'exactitude de cette règle à l'aide de l'œil artificiel. En l'allongeant, ou en le raccourcissant de 1 mm., nous obtenons une myopie ou une hypermétropie, corrigée par 3,3 D, placé au point 20 de la division ; pour 2 mm., une amétropie de 6,6 D, etc.

explique pourquoi un myope, qui, à une grande distance, n'a qu'une acuité visuelle au-dessous de la normale, malgré le secours du verre correcteur, arrive souvent à distinguer de près des détails qu'un emmétrope, doué d'une acuité visuelle normale ou plus que normale, ne saurait percevoir.

4° On remarque que le myope axile se trouve dans des conditions plus favorables que le myope de courbure, attendu qu'il reçoit des images rétiniennes plus grandes que le premier. En effet, un œil emmétrope accommodé peut être considéré comme un œil myope par excès de courbure d'une de ses surfaces réfringentes, puisqu'il est adapté pour une courte distance sans changement aucun dans la longueur de son axe.

Avec l'allongement que nous lui avons donné, l'œil est devenu *myope axile*. Enlevons l'objet rapproché, et nous verrons que les images des objets éloignés ne sont plus nettes. Il faut donc corriger la myopie, à l'aide de verres concaves, pour faire voir l'œil à distance.

Quel numéro donnerons-nous à notre myope? Cela dépend évidemment de la distance à laquelle nous plaçons le verre correcteur. A l'état de repos, l'œil est adapté à son punctum remotum qui, dans l'exemple choisi, se trouve à 120 millimètres en avant de son point nodal. Pour faire voir l'œil myope à une grande distance, il faut que le verre correcteur donne aux rayons parallèles qui en émanent une divergence telle qu'ils semblent provenir du punctum remotum de cet œil. Pour réaliser ces conditions, il faut que le verre soit concave, et que son foyer coïncide avec le punctum remotum de l'œil myope.

Si nous appliquons la lentille concave sur la cornée, elle doit avoir 115 millimètres de distance focale ; c'est à peu près le numéro — 9 D. Dans ce cas les images rétiniennes des objets éloignés deviennent très-nettes, et si nous faisons de nouveau fixer, par l'œil artificiel, notre objet de 50 centimètres, en le plaçant à une distance de 5 mètres, nous verrons que son image aura actuellement plus de trois divisions, c'est-à-dire plus de 1,5 mm. de diamètre.

Plaçons le verre concave à 20 millimètres en avant du point nodal ; il lui faudra, pour que son foyer coïncide avec le punctum remotum de l'œil myope, 120 — 20 = 100 millimètres de distance focale, donc 10 D de force réfringente. L'amétropie sera corrigée et l'image rétinienne de notre objet aura exactement 1,5 mm. de diamètre.

. C'est à cette distance que, dans la pratique, on place habituellement les verres de lunettes, et suivant l'expression généralement adoptée, nous aurions devant nous « une myopie de 10 dioptries » (1).

Prenons enfin une lentille concave de 50 millimètres de distance focale, le numéro 20 D ; plaçons-la à 50 millimètres du punctum remotum, donc à 70 millimètres du point nodal, et l'image rétinienne sera de nouveau nette, mais beaucoup plus petite que dans les cas précédents.

De ces dernières expériences nous déduisons les conclusions importantes :

1° La même myopie peut être corrigée par différents verres concaves, mais ces verres doivent être d'autant plus forts, qu'ils sont plus éloignés de l'œil ;

2° Les images rétiniennes sont d'autant plus petites (par conséquent l'acuïté visuelle d'autant plus faible), que le verre correcteur est plus éloigné de l'œil, ou, ce qui revient au même, qu'il est plus fort ;

3° Aussi longtemps que le verre correcteur se trouve entre la cornée et le foyer antérieur de l'œil, les images rétiniennes de l'œil myope axile sont plus grandes que celles de l'œil emmétrope. Lorsque la lentille correctrice se trouve dans le foyer antérieur, là où l'on place généralement les verres de lunettes, les images rétiniennes du myope axile sont exactement égales à celles de l'emmétrope. Dans ces conditions l'acuité visuelle du myope, quel que soit le verre correcteur dont il ait besoin, est donc directement comparable à celle de l'emmétrope ; parce que l'effet rapetissant du verre concave se trouve compensé par l'effet grossissant de l'allongement de l'œil myope.

4° Mais si le myope se sert d'un verre concave plus fort, placé au-delà du foyer antérieur, les images rétiniennes deviennent plus petites que celles de l'emmétrope.

Pour étudier l'influence des verres correcteurs sur l'acuité visuelle (grandeur des images rétiniennes) du *myope de courbure*, nous n'avons qu'à donner à l'œil la longueur de l'œil em-

___
(1) Ceci confirme encore la formule pour *n*.

métrope, et à appliquer sur sa cornée le ménisque. Il aura alors une myopie de courbure du même degré que la myopie axile de tout à l'heure.

En répétant les expériences à l'aide des verres correcteurs placés à différentes distances, nous trouverons que c'est dans le cas seulement, où le verre correcteur est en contact avec la cornée, que les images rétiniennes sont égales à celles de l'emmétrope. Dans toute autre condition, elles sont plus petites que celles de l'emmétrope. Ceci se conçoit aisément : un emmétrope peut voir nettement à distance à travers un verre concave, mais il verra toujours plus petit que sans verre ; son accommodation change chez lui l'emmétropie en myopie de courbure, qu'il corrige à l'aide du verre concave.

En raccourcissant l'œil, nous le rendons *hypermétrope axile* et nous voyons les images rétiniennes devenir d'autant moins nettes, que la rétine se trouve plus en deçà du point zéro, que l'œil est plus court, plus hypermétrope.

Raccourcissons l'œil de 3 millimètres et déterminons le degré de l'hypermétropie ainsi produite, comme nous le faisons en pratique, c'est-à-dire à l'aide de verres convexes, placés à 20 millimètres en avant du point nodal. Nous trouverons que c'est le numéro convexe 10 D qui donne aux images rétiniennes d'objets éloignés le plus de netteté. L'œil aurait donc, suivant l'expression usitée en pratique, une hypermétropie de 10 dioptries, comme cela résulte aussi de la formule pour η.

Quelle serait l'action de ce verre convexe relativement aux rayons lumineux parallèles, qui proviennent de l'infini, si l'œil ne venait pas interrompre la marche de ces rayons, après qu'ils ont passé à travers la lentille convexe ? — La lentille les réunirait dans son foyer, à 100 millimètres derrière elle. Cela est aisé à prouver. Pourvu que l'objet soit assez lumineux, nous n'avons qu'à placer derrière l'œil, à 100 millimètres de la lentille, un écran blanc, et nous verrons apparaître, sur l'écran, l'image de l'objet éloigné, formée par la réunion en foyers des rayons qui en proviennent.

Les rayons lumineux *convergent* donc, à partir de la lentille, vers un point situé à 100 millimètres derrière elle ; et, si l'œil hypermétrope vient se placer derrière la lentille, de telle sorte que sa cornée se trouve à 15 millimètres de celle-ci, les rayons lumineux se réunissent sur sa rétine. Ainsi nous est fournie la preuve que, pour voir nettement, notre œil hypermétrope a besoin de rayons lumineux convergeant vers un point situé à 100—15=85 millimètres derrière sa cornée. C'est le *punctum remotum* (négatif) de l'œil hypermétrope.

Nous nous trouvons donc dans des conditions identiques à celles de la myopie : *le foyer du verre correcteur doit coïncider avec le punctum remotum de l'œil amétrope.* En effet, plaçons un verre correcteur sur la cornée même ; pour donner aux rayons parallèles une convergence vers le punctum remotum de l'œil, situé à 85 millimètres derrière la cornée, il lui faut une distance focale de 85 millimètres, donc environ 12 D de force réfringente. Ce verre rend les images rétiniennes nettes, et il est donc aussi un verre correcteur de l'hypermétropie.

Choisissons maintenant un verre convexe plus faible, le numéro 8 D, par exemple, qui a 125 millimètres de distance focale ; où faudra-t-il le placer pour corriger l'hypermétropie de notre œil ? 125 millimètres en avant de son punctum remotum, qui se trouve à 80 millimètres derrière le point nodal (zéro de la division), donc au point 125—80=45 de la tige.

Il nous est donc possible de corriger l'hypermétropie au moyen de différentes lentilles, de lentilles plus fortes et plus rapprochées de l'œil, de lentilles plus faibles, mais plus éloignées. Les images rétiniennes seront toujours nettes, mais elles n'auront pas toute la même grandeur. En effet, si nous prenons le même objet que tout à l'heure pour l'emmétropie et pour la myopie, et si nous le plaçons à la même distance, nous verrons :

1° Que l'image rétinienne est plus petite que dans l'emmétropie, lorsque le verre convexe se trouve entre la cornée et le foyer antérieur de l'œil hypermétrope.

2° En plaçant le verre correcteur au foyer antérieur, au point 20 de la division, nous obtenons une image qui a exactement la même grandeur que celle de l'emmétrope, ou du myope axile corrigé dans des conditions semblables.

3° Enfin, plus nous portons le verre correcteur au-delà du foyer antérieur, c'est-à-dire plus nous employons un verre faible, plus les images rétiniennes l'emportent en dimension sur celles de l'emmétrope.

Appliquons enfin la lentille correctrice sur la cornée même ; elle doit avoir 85 millimètres de distance focale, ce qui équivaut à 12 D. La correction est encore parfaite, mais l'image rétinienne est plus petite que tout à l'heure, quoique le verre correcteur soit plus fort.

La lentille convexe réunie avec l'œil artificiel a évidemment le même effet qu'une augmentation de courbure, c'est-à-dire que l'*accommodation*.

Notre ménisque de 4,4 mm. de rayon de courbure donne la correction accommodative d'une hypermétropie de 8 D. ($\eta = 2,4$ mm.). L'œil hypermétrope de 8 D, muni du ménisque, reçoit des images rétiniennes qui ont exactement la même grandeur que celles qu'on obtient en appliquant sur la cornée un verre convexe de 8,3 D. Ces images rétiniennes sont toujours plus petites que celles de l'œil emmétrope. En effet, l'œil hypermétrope accommodé est, pour ainsi dire, un œil emmétrope anormalement court.

Nous avons donc constaté ces points importants :

1° L'œil hypermétrope peut être corrigé à l'aide de différents verres correcteurs, mais ces verres doivent être d'autant plus faibles qu'ils sont plus éloignés de l'œil ;

2° Les verres correcteurs convexes grossissent les images rétiniennes d'autant plus qu'ils sont plus éloignés de l'œil hypermétrope, c'est-à-dire d'autant plus qu'ils sont plus faibles ;

3° Les images rétiniennes d'un œil hypermétrope axile sont plus petites que celles de l'œil emmétrope, aussi longtemps que l'hypermétrope se corrige à l'aide de son accommodation, ou que le verre correcteur se trouve placé entre la cornée et le foyer antérieur de l'œil ;

4° Lorsque le verre correcteur se trouve dans le foyer antérieur même, là où l'on place habituellement les verres de lunettes, les images rétiniennes de l'hypermétrope corrigé sont de la même grandeur que celles de l'emmétrope ou que celles du myope axile, corrigé dans les mêmes conditions ;

5° Plus le verre correcteur se trouve porté au-delà du foyer antérieur, plus les images rétiniennes de l'hypermétrope dépassent en grandeur celles de l'emmétrope.

Pour voir de près, l'hypermétrope a besoin de verres convexes plus forts que l'emmétrope, et d'autant plus forts que le degré de son hypermétropie est plus élevé. Laissons, par exemple, le verre correcteur au point 20 devant l'œil hypermétrope, et plaçons le second cadre, où nous avons fixé des caractères imprimés, au point 120 ; l'image sera confuse et ne deviendra nette que lorsque nous aurons ajouté, à la lentille correctrice 10 D, une autre lentille de 10 D. L'hypermétrope de 10 D demande donc 20 D pour voir à 10 centimètres ; 10 D pour se rendre emmétrope, et 10 pour s'adapter de l'infini à 10 centimètres.

Il est intéressant d'observer que, dans ce cas où la lentille convexe est placée dans le foyer antérieur, l'œil hypermétrope axile obtient des images rétiniennes de grandeur égale à celles de l'emmétrope corrigé dans les mêmes conditions, ou à celles du myope dont le punctum remotum est situé à la distance de l'objet type. En choisissant un verre plus faible, mais plus rapproché, ou en s'adaptant, en totalité ou en partie, par son accommodation, l'hypermétrope verra les objets plus petits ; en plaçant un verre plus fort à une distance plus grande, il recevra des images rétiniennes plus grandes.

Un ménisque dont la surface extérieure aurait un rayon de courbure plus grand que 5 millimètres, ou un verre concave, mis en contact avec la cornée de l'œil artificiel, à l'état d'emmétropie, pourrait servir à produire l'*hypermétropie de courbure* Dans ces conditions, l'œil serait directement comparable à un œil emmétrope opéré de la cataracte (*aphakie*).

En répétant les expériences sur l'influence des verres correcteurs sur la grandeur des images rétiniennes, nous constaterions que, toutes choses égales d'ailleurs, les images rétiniennes de l'œil *hypermétrope de courbure* sont toujours plus grandes que celles de l'œil hypermétrope axile, et même plus grandes que celles de l'œil emmétrope, à moins que le verre correcteur ne se trouve réuni à la cornée.

Si nous munissons l'un des cadres mobiles d'un diaphragme à *ouverture sténopéique*, que nous rapprocherons aussi près que possible de la cornée, nous verrons que l'œil peut recevoir, d'objets éloignés et rapprochés, des images rétiniennes d'une certaine netteté sans être autrement corrigé. Mais ces images seront toujours très-peu éclairées.

En adaptant à la cornée de l'œil artificiel un verre cylindrique, on produit l'*astigmatisme* et on peut étudier les irrégularités des images rétiniennes qui résultent de cette anomalie de la réfraction.

Pour *vérifier les optomètres*, on place l'œil artificiel derrière l'oculaire de ces instruments à l'endroit où se trouve l'œil réel. En donnant à l'œil divers états de réfraction et en adaptant l'optomètre à chacun d'eux, on peut mesurer facilement la grandeur des images rétiniennes que l'optomètre fournit à des yeux de réfraction différente. Il va sans dire que lorsque ces images sont de grandeur différente, l'optomètre n'est point apte à la détermination de l'acuité visuelle.

OPHTHALMOSCOPIE.

En observant les images rétiniennes, nous nous sommes rendu compte de la marche des rayons incidents dans l'œil. *Retournons maintenant la chose :* Faisons de l'image l'objet, et de l'objet l'image, et nous aurons la marche des rayons émergeant, que nous contrôlons à l'aide de l'ophthalmoscope.

Nous verrons, en effet, que l'image ophthalmoscopique peut être considérée comme l'image rétinienne, devenue objet ; de telle sorte que si un objet de 30 millimètres forme une image rétinienne renversée de 1 millimètre, un objet rétinien de 1 millimètre forme au même endroit une image renversée de 30 millimètres. Nous démontrerons encore que, de même que des rayons venant de l'infini se réunissent sur la rétine, pour y former une image nette, un objet situé sur cette rétine émet des rayons lumineux qui quittent l'œil à l'état de parallélisme et prennent la direction de l'infini.

Ceci résulte de la *loi des foyers conjugués*, d'après laquelle les rayons lumineux émis par l'objet et se dirigeant vers l'image, suivent le même chemin que ceux qui proviennent de l'image ; en un mot que, pour le même système dioptrique, on peut indifféremment remplacer l'objet par l'image et l'image par l'objet.

On pourrait se servir, pour cet usage, d'un fond de l'œil peint, et appliqué sur le verre dépoli qui représente la rétine de l'œil artificiel ; ou bien, ce qui est plus simple et plus démonstratif, nous pouvons y laisser appliqué le disque gradué dont il a été question plus haut, disque qui porte pour cette expérience un petit V de 1 millimètre de côté.

Occupons-nous en premier lieu de l'*emmétropie*.

L'œil emmétrope réunit sur la rétine les rayons parallèles ; donc les rayons qui émanent de la rétine de l'œil emmétrope sont parallèles, et tout œil qui voit à distance voit également, à l'aide de l'ophthalmoscope, les objets du fond de l'œil emmétrope. Les objets paraîtront agrandis et droits, comme tous les objets placés au foyer d'une loupe. Pour l'œil la loupe est représentée par le système dioptrique, l'objet par la rétine.

Plaçons maintenant devant l'œil un verre convexe, par exemple le 10 D, au point 20 de la division. Nous avons constaté que cette lentille adapte l'œil emmétrope pour un point situé à 10 centimètres en avant d'elle ; c'est-à-dire qu'un objet placé au point 120 de la tige, produit une image nette et renversée sur la rétine. Eclairons l'œil à l'aide de l'ophthalmoscope, et plaçons-nous à une distance convenable, et nous verrons, inversement, l'objet du fond de l'œil produire une image renversée et nette, à 120 millimètres en avant du point nodal. Nous pouvons recevoir cette image sur un verre dépoli, placé, dans le cadre, à 120 millimètres.

Si notre objet a 1 millimètre de diamètre, l'image renversée aura 6,5 millimètres de diamètre ; puisque, nous l'avons vu plus haut, un objet placé à 120 millimètres produit, à l'aide d'une lentille + 10, une image rétinienne six fois et demie plus petite.

L'expérience devient très-concluante de la façon suivante : Une figure de 13 millimètres de diamètre, découpée dans un papier noir, est collée sur le verre dépoli du cadre et éclairée à l'aide d'une lampe placée derrière lui. L'image de la figure se dessine avec une grande netteté sur la rétine, et elle mesure 2 mm. En laissant tout en place, à l'exception de la lampe, qu'on dispose derrière l'œil, on voit inversement se former sur le verre dépoli l'image renversée de l'objet rétinien. Il est utile, pour faciliter cette dernière expérience, d'éclairer uniquement la rétine artificielle, ce qu'on obtient en faisant entrer la loupe, fixée derrière l'œil, dans un écran opaque, percé d'un trou.

De même que l'emmétrope peut voir à la même distance à l'aide de différents verres convexes, et à différentes distances à l'aide du même verre, suivant l'endroit où celui-ci est placé, de même l'image renversée de l'œil emmétrope peut être produite au même endroit à l'aide de différents verres convexes, et à différentes distances à l'aide du même verre convexe. Mais nous constaterons facilement pour l'œil emmétrope :

1° Que l'image renversée se produit toujours dans le foyer de la lentille convexe, comme celle-ci adapte l'œil à un objet situé dans son foyer ;

2° Que, pour la même lentille, l'image renversée est toujours de grandeur égale, quelle que soit la distance qui sépare la lentille de l'œil emmétrope ;

3° Que l'image renversée est d'autant plus grande que la lentille est plus faible; et inversement, que les images rétiniennes, produites par une loupe faible, sont plus petites· que celles produites par une loupe forte.

En adaptant à l'œil le ménisque, l'image renversée se produit, sans l'intervention d'une lentille, à 12 centimètres du point nodal; de même en rendant l'œil myope de 10 D. C'est l'image renversée que nous obtenons, en éclairant simplement, à l'aide d'un miroir ophthalmoscopique, un œil *emmétrope accommodé*, ou un œil *myope*. Nous constatons par la même occasion que l'image renversée de l'œil emmétrope accommodé, ou de l'œil myope de courbure est plus grande que celle de l'œil myope axile.

Pour voir l'image *droite de l'amétrope*, il faut évidemment à l'œil emmétrope examinateur le même verre qu'il faut à l'amétrope pour la vision au loin. La lentille correctrice donne en effet aux rayons parallèles une direction telle, qu'ils puissent être réunis sur le fond de l'œil amétrope. Donc inversement : les rayons lumineux, qui proviennent du fond de l'œil amétrope, seront rendus parallèles au moyen de la lentille correctrice ; donc ils peuvent être réunis par l'œil emmétrope de l'observateur.

Nous avons vu que, pour le même degré d'amétropie, il y a plusieurs verres correcteurs, suivant la distance à laquelle on les place. L'observateur verra l'image droite de l'amétrope à l'aide de tous les verres correcteurs, seulement avec un grossissement différent. L'influence des verres correcteurs se fait naturellement sentir sur les dimensions des images ophthalmoscopiques, fournies par les objets du fond de l'œil, comme elle se révèle sur les dimensions des objets extérieurs. Seulement l'effet est inverse pour les images et pour les objets rétiniens. Ainsi, pour la myopie axile, le verre correcteur placé sur la cornée même, donnera à l'image ophthalmoscopique droite du fond de l'œil un grossissement plus faible que le verre correcteur placé à une certaine distance. Inversement pour l'hypermétropie axile : l'image droite sera d'autant plus grande que la lentille correctrice sera plus rapprochée de l'œil examiné et que l'hypermétropie sera plus forte.

L'image droite sera de grandeur égale pour le myope, pour l'hypermétrope et pour l'emmétrope, lorsqu'on placera le verre correcteur de l'amétrope axile dans le foyer antérieur, à 15 millimètres de la cornée, ou lorsqu'on l'appliquera sur la cornée du myope ou de l'hypermétrope de courbure.

L'image ophthalmoscopique droite de l'amétrope sera plus grande que celle de l'emmétrope, quand on placera la lentille correctrice au-delà du foyer antérieur du myope axile, ou au-delà de la cornée du myope de courbure. Elle sera plus petite, quand on placera le verre correcteur au-delà du foyer antérieur de l'hy-permétrope axile, ou au-delà de la cornée de l'hypermétrope de courbure.

En effet, s'il existait sur la rétine un objet de grandeur égale dans tous les yeux, on aurait pu résoudre la question de l'influence des verres correcteurs sur l'acuité visuelle, sans calcul et expérimentalement à l'aide du grossissement des images ophthalmoscopiques. Et cette question une fois résolue, on aurait pu déterminer, également à l'aide de l'ophthalmoscope, la nature de l'amétropie, suivant les différences de grossissement des images du fond de l'œil.

Il est à peine nécessaire de dire un mot de l'image renversée qu'on produit à l'aide de lentilles convexes dans l'amétropie. Il est évident que cette image doit être toujours plus rapprochée de l'œil, et plus petite pour le myope que l'image renversée qui se produit sans intervention de verre convexe. Comme, inversement, le myope voit de plus près et plus grand à travers une loupe qu'à l'œil nu.

Quant à l'image renversée de l'hypermétrope, elle ne se produit pas spontanément, sans lentille convexe ou sans accommodation, de même que l'hypermétrope ne voit pas non plus de près sans lentille convexe ou sans accommodation. De plus, toutes choses égales d'ailleurs, l'image renversée sera toujours plus éloignée de la lentille pour l'hypermétrope que pour l'emmétrope et pour le myope. En effet, le même verre convexe adapte l'hypermétrope pour un point moins rapproché que l'emmétrope ou le myope.

Notre œil artificiel servira d'ailleurs à vérifier cette simple formule que nous avons donnée ailleurs (1), pour calculer rapidement la grandeur x de l'image renversée :

$$x = \frac{\Phi}{g''}$$

où $\Phi =$ longueur focale de la lentille convexe qui produit l'image

1) *Le grossissement des images ophthalmoscopiques*, p. 56, 59, 65, Paris, 1874.

renversée, et dont le foyer doit coïncider avec le point nodal de l'œil ; g'' la distance du point nodal à la rétine. Cette distance, de 15 millimètres pour l'œil emmétrope, est, dans l'hypermétropie axile, plus petite du nombre de millimètres (η) dont nous avons raccourci l'œil ; au contraire, dans la myopie axile, elle est d'autant plus grande que nous l'aurons plus allongée.

Ainsi, prenons une hypermétropie obtenue par le raccourcissement de l'œil de 3 millimètres. g'' sera $= 15 - 3 = 12$ millimètres.

Produisons l'image renversée à l'aide d'une lentille convexe de 17 D (59 millimètres de distance focale ; Φ est donc $= 59$). Plaçons la lentille au point 59 de la division. Puisque cette dernière part du point nodal, on aura, pour ces expériences, à placer la lentille toujours au numéro de la division, qui correspond au nombre de millimètres de la distance focale. L'image renversée x sera dans notre exemple $= \frac{59}{12} = 5$, c'est-à-dire cinq fois plus grande que l'objet rétinien, auquel elle correspond.

Il est évident que nous aurions pu ajouter à notre œil artificiel des peintures de fonds d'yeux normaux et pathologiques à l'usage des commençants. Mais nous avons préféré conserver à notre œil le caractère sérieux d'un instrument d'optique physiologique. Nous sommes convaincu d'ailleurs de ne l'avoir privé en rien de son importance pratique, attendu qu'il suffit pleinement pour initier les élèves au *maniement* de l'ophthalmoscope, tandis que le diagnostic des affections du fond de l'œil ne s'apprendra jamais autrement que sur le vivant et par la pratique.

Les expériences, à l'aide de notre œil artificiel, peuvent encore être augmentées indéfiniment. Ainsi, en le remplissant d'un autre liquide que l'eau (1), on peut étudier l'influence de l'indice de réfraction des milieux dioptriques sur la réfraction de l'œil, etc. Pour terminer, qu'il nous soit seulement permis de dire encore un mot sur l'exactitude des résultats de nos expériences.

Il est évident que jamais un instrument d'optique ne saurait fournir des résultats qui concordent mathématiquement avec les résultats des calculs. Les raisons en sont connues. Il s'agit seu-

(1) Il ne faut cependant pas se servir de l'alcool, qui dissout la cire qui tient la cornée.

lement de veiller à ce que l'erreur inévitable ne dépasse pas certaines limites.

L'exactitude de notre œil artificiel dépend de la cornée, d'une part ; d'autre part, de l'indice de réfraction de l'eau avec laquelle il est rempli.

Après de très-nombreux essais et tentatives, nous sommes enfin arrivé à obtenir la cornée d'une exactitude tout à fait satisfaisante. L'indice de réfraction de l'eau est juste, quand le foyer de l'œil se trouve exactement à 20 millimètres derrière la surface antérieure de la cornée.

Mais n'oublions pas que les expériences exigent aussi des verres de lunettes, et que l'exactitude de ces derniers ne laisse quelquefois que trop à désirer. Si les expériences faites avec un œil bien contrôlé ne concordent pas exactement avec les calculs, cela doit être mis sur le compte des verres de lunettes.

INSTRUCTIONS

POUR LE MANIEMENT DE L'ŒIL ARTIFICIEL.

Pour remplir l'œil, retirer la loupe, dévisser l'œil, immerger les deux pièces dans une tasse d'eau pure et les agiter pour chasser les bulles d'air qui s'attachent aux parois ; quand il n'en reste plus, revisser les deux pièces dans l'eau et ne les sortir que lorsque le pas de vis est bien engagé, essuyer dehors et placer sur le pied.

Il est bon de renouveler l'eau tous les huit jours, parce qu'elle se trouble et forme des dépôts sur la cornée et sur la rétine de l'œil artificiel. Par la même occasion on fait bien de nettoyer les verres à l'aide d'une baguette d'un bois très-tendre.

Lorsque l'œil ne sert que rarement, il vaut mieux le conserver vide, mais bien nettoyé et séché, dans sa boîte.

Pour empêcher que l'œil ne fuie, renouveler de temps en temps la graisse du pas de vis ; ne pas se servir d'huile mais bien de graisse de mouton ou d'une axonge ayant un peu de corps ; ne pas en mettre dans le pas de vis intérieur.

La petite mesure d'arrière porte à son milieu une ligne marquée O qui est située à 20 millimètres de la surface externe de la cornée, le verre dépoli qui représente la rétine est sur le même plan que la surface extérieure du disque noir ; quand le bord de cette surface vient à rencontrer le point O, l'œil est au point pour les rayons parallèles.

Pour regarder l'image et la mesurer, on adapte dans une portée disposée sur le disque noir, un cylindre ayant à sa base un micromètre divisé par demi-millimètres. Ce cylindre doit être poussé à fond de façon que le micromètre soit en contact avec le verre dépoli, puis on place la loupe dans le coulant cylindrique selon la vue de chaque observateur.

Pour appliquer le ménisque, essuyer la surface de la cornée, y poser une très-petite goutte d'eau, poser le ménisque à plat sur la table la concavité en dessus, y appliquer la cornée mouillée au centre en appuyant légèrement pour chasser l'excès du liquide, essuyer doucement la surface externe du ménisque qui doit alors adhérer exactement, enfin la replacer bien au centre, si elle était dérangée.